LA DIETA

CETOGÉNICA PARA

PRINCIPIANTES

PIERDA PESO Y SIÉNTASE BIEN CON ESTA GUÍA KETO

JOSE RODRIGUEZ

TABLA DE CONTENIDO

Cuando escuchamos o leemos algo relacionado con la "dieta", seguramente pensamos rápidamente en dejar de comer aquellos alimentos que nos gustan tanto; como una buena hamburguesa, un estofado, una pizza, etcétera. También, es posible que pensemos en cambiar nuestro hábito alimenticio, a uno en base de alimentos que seguramente no logrará satisfacer nuestro paladar.

Pero esto no es del todo cierto; una buena dieta, no siempre significará que debas dejar de comer o pasar a comer frutas, verduras o alimentos dietéticos que posiblemente no te gustarán, el término dieta, se utiliza para definir a un control de la persona sobre la cantidad y frecuencia en que ingiere cualquier tipo de alimentos.

La razón de este control, es poder lograr una regularización en tu organismo. Esto se debe a que si posees un estilo de vida bastante descuidado; debido a un alto consumo de azucares, alimentos procesados y demás, tu corazón y órganos, no se beneficiarán de esto en lo absoluto y como consecuencia, empezarán a deteriorarse, ocasionando que llegues a sufrir enfermedades de alta gravedad, como la cardiovascular o la diabetes.

Naturalmente, es bien entendible que una persona que está acostumbrada a comer muchos alimentos "deliciosos" como un helado, no se sienta muy contenta en tener que dejar ese tipo de vida de la noche a la mañana.

Asimismo, se tiene consciencia acerca de que las personas con un peso mayor al promedio; o una que simplemente está acostumbrada a comer con mucha frecuencia, no podrá soportar la idea de realizar un cambio tan abrupto como una dieta, ya que sencillamente su cuerpo y su mente, rechazarán ese cambio y sentirán la necesidad de seguir comiendo.

¡Pero no te preocupes! Existe un tipo de dieta que busca controlar la cantidad de alimentos que consumes, sin la necesidad de dejar de comer. Todo esto con el fin de que pierdas peso y a su vez, aumentes tu salud.

¿Es posible algo así? Pues la verdad es que sí y al igual que evoluciona la ciencia, también evoluciona la capacidad del ser humano en encontrar nuevos y mejores métodos para ayudar tanto a la salud, como al rendimiento de nuestro organismo.

Gracias a numerosos experimentos en conjunto, comprobados por médicos y nutriólogos profesionales, se logró determinar que una dieta cetogénica, es una de las más eficaces a la hora de perder peso.

¿QUÉ ES LA DIETA CETOGÉNICA O LA DIETA KETO?

La dieta cetogénica; también conocida como la dieta keto, es una especie de plan alimenticio para lograr el control sobre lo que ingerimos, reduciendo en gran medida, **la cantidad de carbohidratos que comemos.**

Esta dieta keto, consiste en una dieta baja en carbohidratos; los cuales son los responsables de generar el mayor peso que absorbemos en el organismo, por ello, un plan en este entorno, puede lograr beneficiarnos de la mejor manera.

No obstante; esto no es del todo cierto, los hidratos de carbono por sí mismos, no engordan, se sabe que estos tienen la misma cantidad de calorías que poseen otras sustancias, como las proteínas. (Algo que es indispensable para el cuerpo humano)

¿Entonces, por qué la dieta keto busca reducir el consumo de hidratos de carbono, si en realidad no engordan? ¡Es sencillo!

Los Hidratos del Carbono o Carbohidratos

Los carbohidratos, es una sustancia que contribuye a mantener las reservas energéticas de las células en los animales y los vegetales, es decir, es un combustible que nos da la fuerza y la energía necesaria para realizar o cumplir alguna función específica.

Como sabrás, casi todo el mercado de productos alimenticios lo domina el sector industrial; es decir, aquellos alimentos procesados que encontramos en cualquier franquicia, especialmente todos aquellos que son creados como alimentos de consumo rápido.

Estos alimentos, son hechos con químicos hidrolizados, los cuales contienen una alta concentración de calorías, producto por un exceso de carbohidratos.

Consumir con mucha frecuencia estos alimentos, hace que inevitablemente empecemos a ganar masa muscular, cosa que con el pasar del tiempo (A corto plazo) estemos con un peso muy superior al que teníamos anteriormente.

La parte mala de todo esto, es que los carbohidratos pueden llegar a ser adictivos para el organismo, ocasionando que de una forma a otra, sintamos la necesidad de ingerir sí o sí, los productos a base de esta sustancia.

La realidad es que existen dos tipos de hidratos de carbono; los cuales son los SIMPLES y los COMPLEJOS, para los HC Simples, tenemos a todos aquellos alimentos dulces, como: El Azúcar, la miel, las mermeladas, las golosinas, el chocolate, las bebidas refrescantes, las gaseosas, etcétera.

Mientras que en los hidratos de carbono del tipo complejo, nos encontramos con los alimentos del tipo cereal, el pan, las legumbres, las patatas, etcétera.

Se podría decir de una manera coloquial, que de un lado tenemos los alimentos dulces, mientras que del otro lado tenemos los alimentos salados.

El problema recae en que; como dijimos anteriormente, los carbohidratos tienden a ser adictivos y esto es culpa de los azúcares, los alimentos como los helados, las golosinas, el chocolate, las gaseosas (La Coca-Cola, Pesi-Cola, etc...), son estimulantes que inmediatamente hace que el cuerpo desee ingerir más.

Al consumir con mucha frecuencia estos alimentos, nuestro cuerpo empezará a absorber energía, almacenándola y guardándola; al igual que hacen los osos cuando invernan, pero ¿Qué pasa cuando se acumula mucho una cosa? Pues incrementa su peso o tamaño, haciendo que evidentemente ganes kilos de más...

La dieta keto, busca controlar este efecto producido por la adicción, reduciendo al mínimo, los deseos y necesidades de poder ingerir alimentos con altas concentraciones de HC SIMPLES, es decir, carbohidratos dulces.

Sin embargo, esto no quiere decir que dejarás de comer azúcar. Básicamente reducirás a un nivel moderado este consumo, haciendo que tu cuerpo empiece a quemar todas esas calorías guardadas o almacenadas dentro de ti.

Te decimos de primera mano, que una dieta keto puede durar indefinidamente, ya que te resultará tan beneficiosa en tu estilo de vida, que no querrás eliminarla de tu hábito alimenticio.

Ahora bien; ya aclarado el punto de los carbohidratos, nos preguntaremos...

¿Cuál es el significado de la dieta keto?

Primero que nada, la palabra "keto" viene de la adaptación del nombre en inglés de **"Ketogenic diet"** lo que significa al español, dieta cetogénica.

Como pronunciación más simple, le recortamos el ketogenic por simplemente la palabra "Keto", ¿Muy ingenioso, no crees?

Estos nombres; vienen por el simple hecho de que nuestro cuerpo, produce constantemente moléculas que se denominan "cetonas", las cuales son una de las fuentes alternas de energía o combustible que nuestro cuerpo necesita para poder funcionar.

Estas moléculas, se crean cada vez que consumimos carbohidratos; indispensablemente si se trata de una cantidad muy pequeña de ellos, haciendo que inmediatamente, el organismo absorba una buena cantidad que necesita para almacenar y utilizar, como una energía extra.

Todo esto es porque se descompone la azúcar en nuestra sangre, ocasionando esta liberación de cetonas. Se sabe que tener un gran exceso de proteínas en el sistema, convierte la azúcar en sangre, ocasionando que ganes más sangre de la que necesitas.

El responsable de producir cetonas, es el hígado y se encarga de descomponer toda esa grasa que nuestro consume, generando una gran fuente de combustible.

Esta fuente, es indispensable y muy importante para nuestro cerebro; el cual absorberá de la mejor manera, haciendo que gane más resistencia, capacidad de aprendizaje, tiempo de respuesta e incluso, aumento de tamaño.

De hecho; se sabe a ciencia cierta, de que cocinar la carne, hizo que nuestros ancestros, aumentaran su inteligencia y/o su capacidad intelectual.

Esto es debido a que cocinar la carne, hace que sea mucho más fácil de digerir y a su vez, haciendo que el hígado logre descomponerla.

Ahora bien, quizás todo esto te gustaría poder verlo de una mejor manera, ¿A qué nos referimos? Pues te diremos a continuación...

Los beneficios para la salud que trae el seguir una Dieta Keto.

Una dieta en bajos carbohidratos, conlleva inmediatamente a una reducción de peso considerable. Esto es dado a que como ya sabemos, los carbohidratos por lo general, tienden a ser todos aquellos alimentos que son hechos a base de azúcar y suplementos que indiscutiblemente aumentan el volumen de tu cuerpo.

Más allá de eso, también existen otros beneficios que mejorarán tu cuerpo, principalmente a las primeras semanas de haber entrado completamente al plan keto.

La pérdida de peso

Como ya dijimos, este será el primer cambio más fácil y notorio que podrás observar al entrar a esta dieta. Al igual que la gran mayoría de las dietas bajas en carbohidratos, la dieta keto te ayudará a quemar toda esa grasa acumulada en tu cuerpo, ocasionando que bajes considerablemente el peso.

El colesterol "bueno", se encargará de llevar toda esa grasa al hígado y eliminarla, ocasionando una reducción considerable en tu cuerpo. (Para saber más de esto, ver más abajo en las controversias)

El lado bueno de esta dieta, es que podrás perder peso sin sentir la inquietud o la sensación de hambre.

Diversos estudios de nutriólogos y expertos en el tema, han demostrado que este tipo de dieta es mucho más efectiva que una dieta baja en carbohidratos convencional, ya que se podría decir que es la más acertada para poder adelgazar siguiendo un método que ya conocemos, el dejar a un lado los hidratos de carbono.

ES UN EXCELENTE MECANISMO PARA AYUDAR A LA AZÚCAR EN LA SANGRE Y PREVIENE Y COMBATE LA ENFERMEDAD DE LA DIABETES DEL TIPO 2

Como ya sabemos, la diabetes es una de las enfermedades más frecuentes en el mundo, siendo una de las causantes de muerte de las personas, tener un control sobre el azúcar en la sangre es indispensable para poder llegar a vivir.

La diabetes, es un tema crónico y por ello dura para toda la vida, pese a que no existe una cura para la diabetes de este tipo, se puede tratar y controlar (Como si de cura se tratase) utilizando ciertos métodos nuevos de vida.

Entre ellos, nos encontramos con las dietas bajas en hidratos de carbono, las cuales disminuyen con el tiempo, los síntomas y efectos de la diabetes del tipo 2.

Las causas de esta diabetes, son producto de células "especiales" que se originan en el páncreas, estas células se les conoce como beta.

Para que el azúcar en la sangre fluya normalmente hasta las células, es necesario que exista la insulina; la cual se encarga de moverlas y almacenarlas dentro de las células para utilizarla más adelante como energía.

Pero cuando existe la diabetes tipo 2, las células no responden correctamente ante la insulina, haciendo que el azúcar en la sangre no entre en ellas. (Pérdida de energía posterior)

Dado a que el azúcar no puede entrar, empieza a acumularse con el tiempo, ocasionando efectos negativos para el organismo.

Se sabe que esto puede ser hereditario ya que los genes heredarán la ineficiencia de poder circular correctamente el azúcar en la sangre.

Como estarás realizando una dieta que no tiene que ver con carbohidratos; sustancias que seguramente tendrán mucha azúcar, estarás reduciendo la entrada de esta sustancia y reduciendo con el tiempo, la acumulación generada en tu cuerpo.

Pese a que las cosas no se verán reflejadas de un día para otro, la dieta keto ayuda realmente a controlar estos niveles de azúcar e incluso, de poder revertir los efectos producidos por esta enfermedad.

Si bien, no es una cura completa, podríamos decir que es lo que más se acerca a una sanación completa a la diabetes del tipo 2.

POSEERÁS UN MEJOR ESTÓMAGO

Gran parte de los estreñimientos, dolores o infecciones en el estómago, son producto de una mala alimentación; especialmente por una base de grandes cantidades de azúcar, como las gaseosas o las golosinas.

Al eliminar o suprimir todo esto de tu estómago, podrás notar cambios bastante beneficiosos, como uno libre de gases, más tranquilo y menos dolores. ¿Sufres muchos de gases estomacales? Seguramente es porque consumes muchos carbohidratos.

Siguiendo la dieta keto, verás estos buenos resultados en poco tiempo; incluso, algunas personas han notado estos efectos en solo 2 a 3 días de iniciar con el plan keto.

Poseerás un mejor control sobre las ganas de comer

¿Alguna vez has sentido que tienes mucha hambre? ¿O que sueles estar bien y repentinamente te entra un antojo de comer algo dulce? Eso es debido a que tu cuerpo está tan acostumbrado a comer azúcar, que todo lo que comerá será eso, azúcar.

El azúcar es una de las adicciones más grandes en el cuerpo, pero al dejarla a un lado, notarás que esas ganas de comer algo ya no estará.

La adicción es difícil de borrar, pero con empeño podrás ver grandes resultados en poco tiempo.

Es probable que con la dieta keto, puedas lograr un control completo con el apetito, ya que se sabe a ciencia cierta que tu cuerpo quema grasa todos los días y al hacer esto, se tiene acceso a grandes cantidades de reservas de energía.

La energía lo es todo y al quedarte sin ella en el organismo, tu cuerpo te lo hará saber; provocando las ganas de comer, sin embargo, con una dieta baja en hidratos de carbono, esto se logrará reducir a tal punto de que no sentirás mucha hambre frecuentemente.

También, esto es un gran beneficio para tu billetera; ya que lograrás aguantar o pasar una gran jornada de tiempo sin llevarte algo a tu boca, permitiéndote ahorrar un poco más de dinero y economizando tus reservas de comida.

MEJORA TU COLESTEROL HDL, EL COLESTEROL "BUENO"

Está comprobado científicamente que tener una dieta con una cantidad reducida o nula de carbohidratos, ayuda a que el colesterol "bueno" realice correctamente su función, la cual es trasladar toda esa grasa al hígado, eliminándola y dándote una mayor energía para todo tu cuerpo y tu cerebro.

El colesterol "malo" se verá reducido y a su vez, podrás gozar de una salud mucho más eficaz y no tendrás que preocuparte por sufrir algún problema cardiovascular o relacionado a tu corazón.

POSEERÁS MAYOR RENDIMIENTO, MAYOR CAPACIDAD INTELECTUAL Y MAYOR ENERGÍA DIARIA.

¿Alguna vez has sentido que estás aburrido? ¿O que te llegas a cansar muy rápidamente? La falta de energía puede estar asociada directamente con este efecto, al no contar con una buena fuente de energía o un almacenamiento en las mejores condiciones para que esta pueda guardarse y utilizarse para cuando la necesitas, simplemente no podrás realizar esa acción que deseas.

Imagina que tu cuerpo es un vehículo, necesita tener el debido combustible para que el motor haga su trabajo; o por otro lado, que sea un vehículo eléctrico y necesite una carga eléctrica necesaria para poder funcionar, si no posees su "combustible", no podrás echarlo a andar.

Así funciona tu cuerpo, mientras más energía, mayor capacidad de respuesta y acción podrá hacer tu cuerpo.

Gracias a la dieta keto, las funciones que realiza tu colesterol con la grasa; al tener un camino libre al hígado, podrá generar una mayor cantidad de energía, la cual va directo a tu cerebro, absorbiendo todas sus propiedades y brindándote una mejor capacidad intelectual.

El cerebro necesita grandes cantidades de energía para crecer, mejorar y darte la suficiente inteligencia para realizar tanto las tareas más simples como las más complejas.

A su vez, tener la suficiente energía en el cuerpo, te brindará mayor tiempo "activo" por lo que no sufrirás de cansancio o esas típicas "ganas de ir a dormir", si eres alguien que necesita estar muchas horas frente a un computador porque el trabajo lo exige, la dieta keto es ideal para ti, ya que te ayudará en casi todo lo que tu trabajo te pide.

También es muy ideal para todos aquellos que practican algún deporte o alguna rutina Fitness, lo cual le dará las posibilidades de resistir horas y horas de entrenamiento físico sin agotarte tan rápido.

Tu resistencia física será aún mayor

Siguiendo el punto anterior, está confirmado que mantener una dieta keto puede aumentar significativamente tu resistencia física; evitando el desgaste y el cansancio al caminar o correr, brindándote una mayor distancia de recorrido.

Esto es gracias que tendrás un mejor acceso a la energía, gracias a los almacenamientos de grasa.

Si bien, es cierto que la cantidad de energía en tu cuerpo solo es para aguantar un par de horas realizando alguna actividad intensiva, estas energías son lo suficientemente potentes como para brindarte incluso, semanas de energía. (Si te vas a dormir, seguirás teniendo energía para más adelante)

Un dato interesante es que este efecto, te ayudará a reducir la grasa corporal en tu cuerpo, logrando que obtengas unos músculos mejores definidos en brazos y piernas. (Es ideal para las personas con un metabolismo atleta)

Recomendamos esto principalmente si te gusta hacer deporte o estás practicando alguna rutina específica.

Ayuda contra la enfermedad del Alzheimer

El Alzheimer es una de las enfermedades que más frecuentan en la aparición para las personas de una edad mayor, pese a que no se tiene una cura para esta enfermedad, seguir una dieta alimenticia específica, puede ayudar a evitar padecerla.

Diversos autores especializados en el estudio clínico de esta enfermedad, plantean una hipótesis que asegura que seguir una dieta keto, puede ayudar a tratar los daños cerebrales producidos por el Alzheimer.

Esta teoría se sustenta, porque si la gran cantidad de energía que tu hígado quema se traslada hacia tu cerebro, este la absorbe y la va utilizando para beneficiarse así mismo.

Si bien, hasta el momento no existe una prueba completa de que en verdad esto ayude contra el Alzheimer y sea una posible cura, si hay que tenerlo en cuenta y en consideración que puede ser mejor que nada.

CASI NO TENDRÁS PROBLEMAS EN EL ESTÓMAGO

¿Recuerdas el punto de más arriba en el que te dijimos que tendrás un mejor estómago? Pues la verdad es que siguiendo ese punto, tu estómago estará mejor capacitado para evitar y prevenir posibles problemas en el estómago, así como la acidez, gases, dolores, entre otros tipos de problemas asociados a esto.

Situaciones como la diarrea o la falta de "ir al baño" se normalizarán y serán casi nulas, ya que tendrás una alimentación a base de alimentos que no te perturban en la capacidad de respuesta de tu sistema digestivo.

Un sistema digestivo más efectivo, te dará una mejor capacidad de digestión en los alimentos, haciendo que sea más sencillo y más fácil procesarlos y botarlos. ¿Sorprendente verdad?

MENOR PROBABILIDAD DE SUFRIR ACNÉ O MANCHAS

El acné posiblemente sea el enemigo principal de todos los adolescentes; una cara manchada por pelotillas es bastante desagradable, en especial si deseas llamar la atención de alguna persona en especial.

Gran parte de la responsabilidad de sufrir estas cosas es producto de lo que comes, si ingieres mucho o posees una alimentación para nada natural o saludable, sin duda alguna sufrirás estas consecuencias.

Se ha comprobado que si disminuyes la cantidad de grasa industrial, azucares y demás insumos que son químicos, podrás reducir considerablemente la aparición del acné.

Intenta adoptar este nuevo estilo de vida y verás la diferencia que sufrirás entre este hábito de vida con el anterior, diciéndole adiós a esas pelotas y manchas que dejan en tu cara o cualquier otra parte de tu cuerpo.

Nota: También esto dependerá del estrés, se sabe que el acné está fuertemente ligado al estrés, si mantienes una vida tranquila, relajada o eres practicante del yoga, verás que gracias a la dieta keto, la disminución del acné será casi totalmente completa, teniendo una cara lisa y suave.

LOS DOLORES DE CABEZA DISMINUIRÁN

¿Eres de esas personas que sufre mucho de ataques repentinos de migraña o simples dolores de cabeza? Esto puede ser producto de varias razones; si no ves bien, quizás sean por tus ojos, pero si lo haces, entonces es por lo que ingieres.

Los hidratos de carbonos, son los responsables de que tiendas a sufrir situaciones de dolores de cabeza, ya que la gran cantidad de azúcar puede alterar la capacidad que tiene tu cerebro de funcionar correctamente.

Al reducir estos hidratos, verás como poco a poco empezarás a tener una vida más tranquila y sin sufrir tales ataques repentinos de migraña.

TU PRESIÓN ARTERIAL PUEDE NORMALIZARSE

¿También eres de esas personas que tienen una presión arterial bastante elevada? Si eso es así, es posible que esto ayude al punto anterior; los dolores de cabeza, una tensión alta, produce dolores de cabeza, al existir tanta presión en tu cuerpo.

No obstante, seguir una dieta baja en hidratos de carbono, te ayudará a reducir las posibilidades de sufrir una presión arterial alta.

Pese a que casi todas las dietas bajas en carbohidratos te ayudan a reducir estos efectos, la dieta keto es más eficaz en esto, porque se especializa más que nada en controlar y mejorar los niveles del colesterol, los cuales son dominantes en todo esto.

LA DIETA KETO PUEDE AYUDARTE A EVITAR Y REDUCIR LOS ATAQUES EPILÉPTICOS

Sufrir epilepsia es una realidad para muchas personas; especialmente para las que poseen una edad avanzada, seguir una dieta baja en carbohidratos, seguramente te ayudará a aliviar los efectos producidos por la alta concentración de alimentos industriales.

De hecho, optar por esta dieta, puede llegar a ser una opción atractiva para escapar de las dosis farmacológicas que se suelen recetar a las personas que poseen esta enfermedad.

UN MAYOR SISTEMA INMUNOLÓGICO

Por último; pero no el menos importante, tenemos a nuestro sistema inmune, el cual nos protege de todas esas enfermedades tanto virales como infecciosa, capaces de hacer un gran daño a nuestro organismo.

Gracias a tener un sistema inmune, existen las vacunas; las cuales te inyectan las enfermedades controladas o muertas y tu cuerpo las memoriza, para atacarlas cuando lleguen a aparecer en tu cuerpo.

Si cuentas con un sistema inmunológico fuerte, podrás aliviarte rápidamente de cualquier enfermedad e incluso, mostrar cierta inmunidad y no enfermarte por ellas.

Pero, si posees un sistema inmune débil, vivirás enfermo y en peligro de contraer alguna infección de gravedad.

Gracias a optar por una dieta keto, te sentirás más fuerte contigo mismo ya que generalmente, esta dieta es a base de una gran cantidad de alimentos que deberás consumir para mantener tu salud en lo alto.

También existen otros grandes beneficios que aporta la dieta keto a tu cuerpo, pero seguramente nos alargaremos mucho diciéndolas.

De hecho, se cree que un posible efecto beneficioso de esta dieta para tu cuerpo es la reducción de la probabilidad de contraer algún cáncer.

Sí, es más, todo esto es debido al tipo de dieta y control que realizas en tu cuerpo para evitar la aparición de algún tipo de cáncer.

También se tiene la idea de que esta dieta, puede ayudar contra el mal del Parkinson, disminuyendo sus efectos a largo plazo. ¿Sorprendente verdad?

Pero no todo es color de rosa, generalmente cuando estamos muy acostumbrados o adaptados a un hábito en específico y nos cambiamos repentinamente a otro, puede producir ciertos efectos negativos que seguramente nos asustarán.

¿De qué estamos hablando? A continuación, te explicaremos más detalladamente el otro lado de la moneda, los efectos secundarios o adversos que podemos presentar cuando cambiamos nuestro estilo de vida alimenticio al plan de la dieta keto.

No te preocupes, todo esto durará muy poco y se irán en cuestión de días. Esto ocurre mientras tu cuerpo se adapte a todo lo nuevo que está pasando.

EFECTOS SECUNDARIOS OCASIONADOS POR LA DIETA KETO.

A pesar de los grandes beneficios que nos aporta a nuestro organismo la dieta keto, se ha observado en numerosos practicantes de este plan alimenticio, en que suele ocasionar ciertos efectos negativos en nosotros.

Esto no es de alarmarse; ya que no ocurre con frecuencia en todos los practicantes del keto, más bien en unos pocos, especialmente en los iniciados.

De igual manera, estos efectos suelen notarse al momento de iniciar la dieta. Ya con el tiempo; posiblemente entre la primera y segunda semana, hayas notado que ya no te afecta en lo más mínimo.

Hay algunos en que los efectos secundarios duran cuestión de días y en otros, ni siquiera se presentan tales síntomas.

Estos efectos secundarios son normales por naturaleza; y no es producto de esta dieta, si no, de los cambios generales que haces en tu cuerpo.

Si una persona está acostumbrada a realizar alguna rutina diaria o con mucha frecuencia, tener que dejar esa costumbre de la noche a la mañana, seguramente afectará de manera directa tu cuerpo y tu mente.

Algunos expertos en la materia, aseguran que cambiar de una manera repentina el metabolismo; especialmente los que se dedican a la quema de carbohidratos y glucosa, puede llegar a ocasionar estos efectos a medida de que el cuerpo vaya acostumbrando y procesando el nuevo método de combustible.

Estos expertos aseguran que el tiempo puede rondar los 4 a 6 días. Aunque claro, todo dependerá de cómo tu cuerpo logre adaptarse a este nuevo estilo de vida.

Los efectos más comunes en la mayoría de las personas, van desde dolores de cabeza, migrañas, hasta cansancio y palpitaciones aceleradas en su ritmo cardíaco.

¡No te asustes! No morirás.

Esto es como una fase de cambio de tu organismo, pasando de un método de consumo a otro.

Así como si fuera un motor dual de un vehículo, tendría que pasar de un combustible a otro, por lo cual, hará que dicho vehículo presente una serie de arranques y movimientos bruscos.

Otros de los síntomas más comunes, son los calambres; especialmente en la zona de las piernas, brazos y rostro, por lo cual se debe tener en cuenta esto.

Una recomendación útil es no dejar de comer los carbohidratos de golpe; más bien, una buena idea es reducir la cantidad y frecuencia de estos días antes de comenzar completamente la dieta keto.

Con una desaceleración en la frecuencia de consumo, podrás reducir los efectos secundarios que sentirás si cambiaras de golpe tu hábito alimenticio.

A continuación, te dejaremos más detalladamente los síntomas que podrías sentir si prácticas de un día a otro la dieta keto:

SÍNTOMAS

Como ya dijimos anteriormente, entre los síntomas más comunes nos encontramos:

- Dolores de cabeza.
- Migrañas.
- Mareos.
- Fatiga.
- Náuseas.
- Calambres.

Otros efectos secundarios que pueden ser muy comunes, es la sensación de desmotivación, falta de interés o simplemente, esa sensación que tienes cuando te sientes aburrido y sin ánimos de algo.

Al presentarse estos síntomas, los expertos lo han denominado como "la gripe keto" y no, no es a causa de un patógeno viral o infeccioso, es simplemente tu cuerpo intentando adaptarse a este cambio de vida tan repentino.

Cabe a señalar, que estos síntomas no aparecerán justamente el día en que iniciaste la dieta keto; más bien, empezarán a salir a unos pocos días del inicio, casi siempre al tercer o cuarto día de comenzar la dieta.

En algunas personas, estos efectos han salido a la luz en apenas el primer o segundo día de empezar la dieta y es debido a su metabolismo y a un sistema inmunológico bastante débil.

También se señala, que la dieta keto puede ocasionar irritabilidad y enojo, dado a qué le estás suprimiendo y negando a tu cuerpo, ese placer que necesita. Lo cual es el hidrato de carbono. (En otras palabras, aquel pastel, aquella nutella o el helado tan delicioso para tu paladar)

Otros de los efectos que pueden llegar a ser comunes, es la hinchazón. Especialmente en las zonas de los pies y piernas; siendo las partes en donde se retiene más peso de nuestro cuerpo, así que si notas que se te hinchan estos lugares, no te preocupes, seguramente se te aliviará en unos pocos días.

Esto ocurre porque los hidratos de carbono, tienden a retener el agua y al dejar de comer estos alimentos, el cuerpo empezará a botar todo el excedente de agua que tu cuerpo retiene, haciendo notar este efecto en hinchazones desproporcionadas.

Adicional a esto, notarás una constante ganas de orinar; yendo con mucha frecuencia al baño, esto es debido a que estarás suprimiendo los carbohidratos y por ello, no podrás retener mucho líquido.

Como contrapartida a esto, te sentirás muy sediento en vista a que estarás botando líquido y sal de tu cuerpo.

Debes beber mucha agua y sal; recomendamos un caldo de sopa, ya que si no recuperas lo perdido, estarás corriendo el riesgo de sufrir una deshidratación.

Como cosa extra... Existen otros síntomas que no son tan frecuentes, pero que pueden llegar a presentarse en una persona que acaba de comenzar la dieta Keto.

Síntomas no tan comunes

- Estreñimiento.
- Cálculos biliares.
- Alto colesterol.
- Pérdida de cabello. (Efecto temporal, no te preocupes)
- Sarpullido.

También hay otros efectos secundarios pocos comunes como una menor tolerancia al alcohol y una reducción considerable en el rendimiento físico.

Algunas personas, aseguran padecer **mal aliento** los primeros días de esta dieta.

Gracias a todo esto, se ha generado una serie de controversias lo cual pone en duda si seguir sí o no, la dieta keto.

CONTROVERSIAS

Pese a que los efectos segundarios de la dieta keto son temporales y de una muy corta duración, muchos de estos efectos no son muy bien vistos para las personas.

Es más que claro, que ninguna persona está mentalizada completamente en llegar a enfermarse y el solo hecho de pensar esa idea, genera cierto repudio al instante.

Asimismo, existe un viejo mito; muy mal informado, en que asegura que si se deja de consumir carbohidratos, el cerebro no funcionará igual y que perderá materia gris, es decir, te volverá menos inteligente y tendrás problemas en el con el pasar del tiempo.

Pero esto, obviamente no es cierto.

Como muchos de los mitos; por no decir casi todos, son al final una falsedad.

Una mala información, lleva a crear ciertas hipótesis que no son ciertas y esto mismo aplica para otro malentendido, el cual dice que una dieta baja en hidratos de carbono, produce la enfermedad de la cetoacidosis diabética, la cual es una complicación diabética muy grave.

Esta enfermedad, se caracteriza por impedir que el organismo no produzca la suficiente insulina que necesita.

Para una mejor comprensión acerca de estas controversias que son a base de rumores, te presentamos a continuación una lista de las más comunes acerca de la dieta keto:

LOS NIVELES ALTOS DE COLESTEROL, PRODUCTO DE UNA BAJA ALIMENTACIÓN DE CARBOHIDRATOS.

Como dijimos anteriormente, la gente cree a través de un rumor que asegura que tus niveles de colesterol aumentarán considerablemente si no ingieres los suficientes hidratos de carbonos.

Lo cierto es que existen 2 tipos de Colesterol; algo que la gente desconoce, y son: "El Colesterol bueno" llamado HDL y "El Colesterol malo", llamado como LDL.

El HDL, se encarga de llevar todo el colesterol de todas las partes de tu cuerpo al hígado, el cual se encarga de eliminarlo.

Por otro lado, el LDL se representa como el "malo" porque unos niveles altos de este colesterol, ocasiona una acumulación en las arterias. (Llevando a su vez, problemas en el corazón. El más común es un infarto.)

Ya sabiendo la diferencia de ambos... ¿Cuál es el que se eleva por culpa de la dieta Keto?

Pues no debes preocuparte, se sabe que en promedio, esta dieta mejora realmente el colesterol "bueno" (EL HDL) reduciendo como consecuencia, los factores producidos por enfermedades cardiovasculares.

Un estudio en el año 2010, indicó que los efectos de una reducción en la cantidad de carbohidratos, mejoran el índice de tu cuerpo y también reduce la aterosclerosis; la cual se caracteriza por tapar las arterias producto de grandes acumulaciones de grasas.

Si no comes carbohidratos, el cerebro sufrirá daños.

Este rumor es claramente una mentira, se sabe que una dieta baja en carbohidratos no afecta de manera negativa al cerebro, ya que el cerebro también puede ser alimentado por otras sustancias, como la grasa.

Las grasas consumidas por el hígado, pasan directamente al cerebro como una fuente de energía. ¿Recordamos lo dicho anteriormente sobre el colesterol HDL y el hígado?

Recapitulemos, el colesterol "bueno" llamado HDL, se encarga de transportar toda la grasa que se encuentra en todas las partes de nuestro cuerpo hacia el hígado.

El hígado destruirá esta grasa y en el proceso, la enviará directamente al cerebro, donde este absorberá la energía suministrada para un mejor funcionamiento.

Se sabe científicamente, que la quema de grasa es una gran fuente de energía para nuestros cerebros, mejorando y aumentando sus funciones a largo plazo.

No te preocupes y no te dejes engañar creyendo que si no comes carbohidratos, tu cerebro empeorará y sufrirás enfermedades provenientes de este, todo lo contrario, el cerebro tiene otras funciones de alimentación más allá de los hidratos de carbono.

CONSUMIR POCOS HIDRATOS DE CARBONO, AUMENTA LA DEPRESIÓN.

Esto es completamente falso, pero si hay algo que se debe aclarar. Durante las primeras semanas de haber comenzado el plan de la dieta keto, tus niveles emocionales se verán algo alterados... Por así decirlo.

¿Y cómo va esto? Pues es simple, volvemos a recalcar que la mayoría de los carbohidratos son azúcares que consumimos con frecuencia, estos azucares tienden a ser alimentos procesados de empresas industriales.

Los más frecuentes tienden a ser el helado, las golosinas, el chocolate y demás... Por obvias razones, cambiar este hábito por uno que no tiene que ver casi nada, no nos gustará y sentiremos cierta represión ante este hábito.

Las principales causas; por no decir la más común, son la negación y la tristeza, es muy normal llegar a sentirnos tristes si no consumimos ese dulce que tanto queremos.

Esto generalmente ocurre los primeros días, asimismo una sensación extraña de soledad e inquietud, te invadirá.

Pero más allá de esto, este efecto comenzará a reducir con forme vayan pasando los días.

Es muy necesario tener en cuenta que debes alejarte de consumir nuevamente esos alimentos, porque puedes sufrir una recaída y no estarás haciendo nada al respecto.

Si bien; de primera mano este rumor es falso, algunas cosas son ciertas en mitad y es dado a la adicción que te dan los carbohidratos. Al perderlos, obviamente sentirás un cambio abrupto en tu vida.

Recomendamos que si no te sientes completamente seguro o preparado para realizar la dieta keto por esta razón, te sugerimos que vayas reduciendo los niveles de hidratos de carbono que comes día a día.

Un ejemplo es que si comes 3 helados a la semana, lo reduzcas a 1 y luego al mes.

Otro ejemplo sería que si comes entre 3 a 4 galletas semanales; de esas azucaradas, las reduzcas a 2 y luego a 1.

Estos son ejemplos hipotéticos, dando una representación de cómo debería ser el proceso de reducción.

Trata de que sea moderado y no tan impactante, ya que un cambio de esa magnitud podrá hacer que tu cuerpo reaccione de una manera no esperada a un cambio inesperado. (Gripe keto por ejemplo)

TE DARÁ MUCHOS ESTREÑIMIENTOS LA DIETA KETO.

Este mito es uno de los más comunes, dado a que en cierto modo, la gripe keto puede llegar a dar estreñimientos en las personas.

Pero esto ocurre especialmente para los iniciados en este plan alimenticio, aquellos que no están acostumbrados a padecer un cambio tan brusco en su estilo de vida.

Pese a que es cierto que da estreñimientos los primeros días; no más de 1 semana, el cuerpo se adapta rápidamente a esto, y es debido a que el sistema digestivo pasará por una especie de fase de cambio, en el cual tendrá que dejar unos alimentos para pasar a otros.

Este efecto negativo se puede evitar o reducir, si bebes abundante agua; mezclándola con sal, también añadiendo fibra a tu dieta, puede ayudar a aliviar los efectos del estreñimiento.

Esto es temporal, así que no deberías preocuparte por sufrir molestias estomacales.

Algunos expertos sugieren que la leche de magnesia ayuda a aliviar estos efectos por la pérdida de carbohidratos.

De cualquier forma, recalcamos que es temporal y no es de qué preocuparse, ya que suelen desaparecer durante los próximos días de haber comenzado a sentirlos.

AL ESTAR ELIMINANDO LOS AZUCARES DE NUESTRO CUERPO, ESTAMOS PONIÉNDOLO EN PELIGRO, POR CONSUMIR MUCHA SAL.

Este otro mito es falso, si bien la mayoría de las dietas incluyen alimentos que no son nada dulces, no estamos poniendo en peligro nuestra salud, dado a que esta dieta keto no es muy distinta a las otras dietas.

Esto quiere decir que no estaremos aumentando una cantidad considerada de sal a nuestro organismo; más bien, estamos controlando la cantidad de azúcar que ingerimos.

Tampoco es de alarmar este punto, la sal no es completamente dañina para nuestro cuerpo; a no ser que tomemos agua del mar, de hecho, la sal en nuestro almuerzo, aumenta el apetito y el placer que produce tal platillo. (No hay que abusar tampoco de la sal)

PODRÁS PERDER EL CABELLO SI PRACTICAS LA DIETA KETO.

Si es cierto que uno de los síntomas de la gripe keto es la caída del cabello, no es para alarmarse y creer que te quedarás calvo.

Se sabe que la caída del cabello es causada por el adelgazamiento del cuero cabelludo; generalmente cuando cambias tu alimentación a una distinta, la falta de algún suplemento necesario de tu cuerpo, alguna enfermedad, el estrés o simplemente por razones hereditarias.

La caída de cabello por la dieta keto es momentáneo, es decir que es de un efecto temporal y es debido a de lo que te hemos estado hablando anteriormente, el cambio de una alimentación trae efectos drásticos a tu cuerpo.

Este efecto suele aparecer entre los 2 a 5 meses de haber comenzado la dieta keto y dejar de consumir carbohidratos. Pero esto no quiere decir que estés padeciendo una enfermedad o que estarás a punto de perder todo el cabello.

El cabello cuando se adelgaza y se cae, deja la puerta abierta para que salga un nuevo cuero cabelludo; más fuerte y más resistente, demostrando los efectos positivos que te trae la dieta keto para tu salud.

Está 100% comprobado que el cabello vuelve a crecer y cuando lo hace, es más grueso y fuerte que antes.

La mayoría de las personas que pasan por este efecto en la dieta keto, suelen asustarse o verse preocupados por la pérdida del cabello y los cambios abruptos del cuerpo, pero nuevamente te decimos que todo esto es temporal y solo es porque estarás "mudando de piel" así como una serpiente bota su antigua piel de escamas, tendrá una nueva, brillante y resistente.

La dieta keto desarrolla osteoporosis.

Este es otro de los mitos más frecuentes, pero no es del todo cierto. La creencia de que comer alimentos bajos en carbohidratos; o directamente no comerlos, hace que tus huesos vayan deteriorándose, perdiendo sus minerales y ocasionando la enfermedad de la osteoporosis.

Diversos estudios, han demostrado que los efectos de una baja alimentación de carbohidratos, no tiene efectos adversos o directos a la salud de tus huesos, por lo que se podría decir de otra manera, que esto no afecta a tus huesos.

PUEDE DAÑAR LOS RIÑONES.

Este mito viene por la creencia de que como estás practicando una dieta baja en carbohidratos, tus niveles de proteínas serán muy altos, por lo cual esto ocasionaría una gran presión a tus riñones.

Sin embargo esto no está muy bien explicado ya que las personas suelen malentender las cosas.

Si seguimos una dieta baja en carbohidratos; la dieta keto, estaremos aumentando las grasas en nuestro cuerpo, no las proteínas.

Si bien, la grasa puede llegar a relacionarse directamente con las proteínas (Al creer que vienen de la carne ambas), no son lo mismo.

Otra causa que alienta a este mito, es que las personas que sufren algún problema con la función renal; por ejemplo una enfermedad de esta magnitud, estaría ocasionando daños aún mayores al adaptar esta dieta.

Pero una persona que posea en buen estado esta función (La normal por así decirlo), gestionará sin problema cualquier cantidad de proteína en exceso, esto no causará problema alguno a los riñones y te permitirá ingerir todos aquellos alimentos que sean altos en proteínas sin tener que preocuparte porque te causará algún mal.

LOS ALIMENTOS BAJOS EN HIDRATOS DE CARBONO, SON DAÑINOS PARA EL ECOSISTEMA Y EL MEDIO AMBIENTE.

Este mito es relativo en ambos aspectos; es cierto que la carne es uno de los principales protagonistas en el impacto al medio ambiente y un exceso de carne, específicamente del ganado, aumenta considerablemente los gases de invernadero que expulsamos al aire.

Pero también, la carne por sí sola no impacta al ecosistema... Te lo explicamos:

La carne, generalmente suele provenir de animales de corral; como la vaca y los cerdos, las vacas, son una gran fuente dañina para el medio ambiente ya que sus "gases" (Sí, cuando se echan una flatulencia) salen libres al ambiente, estando un buen rato en el aire y deteriorando al mismo.

Ahora, imaginemos a una gran cantidad de vacas reunidas en un solo lugar, seguramente sus flatulencias serán una gran concentración de gas bastante fuerte para el medio ambiente...

Se sabe que este gas, es el responsable del 25% de la contaminación al medio ambiente, que sumada a los pesticidas o aerosoles, puede llegar a superar los 30% de efectos dañinos al ecosistema.

Los cerdos por otra parte, son los protagonistas de esparcir una gran cantidad de enfermedades hacia los humanos; esto es debido a que viven en un ambiente muy sucio y su contacto con las personas, llega a ocasionar epidemias. (Sí, quizás no está muy relacionado con el medio ambiente, pero sí con la salud)

Entonces, ¿Esto quiere decir que dejemos de comer carne? Pues no necesariamente, la carne es un buen alimento de grasas, dándonos la energía que necesitamos y mantenernos sanos.

Por supuesto, debemos comer con moderación y no tan frecuente ya que el consumo excesivo de la carne, puede perjudicar nuestra salud y al medio ambiente también.

La carne es baja en carbohidratos, puede ser carne roja o blanca. Nosotros recomendamos optar por una blanca; el pollo por ejemplo, es una gran fuente de energía y a su vez, no generará tanto mal a la salud y al medio ambiente.

Quizás no sea una acción completamente vegana, pero ayudará más de lo que ayudáramos si comiéramos 100% carne roja todos los días.

LA GRASA TE SATURARÁ, TE TAPARÁ LAS ARTERIAS Y TE DARÁ UN INFARTO FULMINANTE.

Es posiblemente el mito más común de todos; el cual te asegura que si comes mucha grasa, posiblemente en cuestión de semanas o meses, mueras de un infarto.

Si es cierto que consumir mucha grasa es malo para nuestro corazón, esto es debido a la grasa industrial que podemos ver por allí en muchos alimentos de comida rápida, que generalmente están asociados con el colesterol "malo", el LDL ¿Recuerdas? Ese colesterol que tapa tus arterias y que sumados a la grasa excesiva... Hará una mala combinación para tu corazón.

Tal vez no lo sabías, pero existen unas grasas que son naturales, mucho más sanas que las otras y que se encuentran en muchos alimentos de una forma natural.

Como su nombre lo indica, se le conoce como "Grasas Naturales" y nos aportan una gran eficiencia a nuestro organismo.

Algunos alimentos ricos en estas grasas, son:

- El Aceite de Oliva. (Especialmente si se trata del extra virgen)
- El Aceite de Coco.
- El Aguacate.
- Las Semillas de Chía.
- El Queso.
- Los Frutos secos.
- El huevo.
- El Pescado Negro.
- El Yogur.

Incluir estos alimentos en tu dieta, seguramente te aportará una buena capacidad inmunológica, una mejor salud y un mejor estilo de vida, libre de posibles enfermedades, como la gripe común, dándole la ventaja a tu cuerpo en resistirlas y defenderte de ellas.

Si bien, existen muchos otros mitos acerca de los efectos adversos que produce una dieta baja en hidratos de carbonos, son una clara desinformación, demostrando que no todo es cierto.

Repetimos que podemos enfermarnos por la "gripe keto" al inicio del plan alimenticio, pero es normal. Simplemente por el hecho de que estaremos adaptándonos a un nuevo estilo de vida, desatando las respuestas de nuestro cuerpo a que algo está pasando y que se debe adaptar a ese cambio tan drástico.

En resumen, todo esto no duraría más allá de 2 semanas como mucho. (En algunas personas solo dura 1 o 2 días tras el inicio de la dieta)

También aclaramos que no todos pueden tomar la dieta keto; y esto no es porque no quieran, es que sencillamente puede ser peligroso para su salud y va para las personas que poseen alguna enfermedad preexistente, la cual lo limita a mejorar su salud.

Enfermedades que son de gravedad, hacen que realmente este plan alimenticio no sea el más indicado por tomar.

LA DIETA KETO NO ES PARA TODOS

Las personas que poseen una deficiente en su organismo; por ejemplo la diabetes, que requiera diálisis o que posea una alta presión arterial, no son muy recomendables para realizar este plan.

Esto es porque aquellas personas que padezcan estas enfermedades, necesitan regirse por una serie de estrictas reglas y/u órdenes que requieren seguir al pie de la letra y así, evitar una posible complicación en su salud.

Pese a ello, algunas personas se han aventurado a aceptar la dieta keto; padeciendo una de esas enfermedades, por ejemplo, la diabetes del tipo 2, en donde explicamos que la dieta keto puede ayudar a controlarla e incluso, retrocederla.

También, si posees problemas con tu hígado; recomendados fuertemente que evites realizar la dieta keto, ya que casi toda esta dieta se enfoca en grasas y para que este resultado sea efectivo, el colesterol "bueno" llevará toda esa grasa de tu cuerpo hacia tu hígado, en donde en teoría, debería eliminarla sin problema, dándote energía a ti y a tu cerebro. ¿Pero qué pasa si tu hígado está dañado? No podrá efectuarse este procedimiento y te verás afectado de una forma negativa, empeorando tu salud.

Si bien, todo esto es teórico y en base a algunas historias reales de personas que han practicado la dieta cetogénica. Pero nosotros; para evitar cualquier malentendido y situaciones de riesgo, siempre recomendamos consultarlo con tu médico antes de realizarlo.

Recuerda que el último que tiene la palabra será tu médico, el cuál te conoce y sabrá todo acerca de tu salud y tu cuerpo, él te dará las mejores indicaciones que debes hacer y debes evitar.

Aún así, si quieres entrar en la dieta keto o quieres saber más acerca de ella, creemos que llegó la hora de decirte qué tipo de alimentos necesitas comer para entrar a esta dieta cetogénica.

¿QUÉ ES LO QUE DEBEMOS COMER CUANDO ENTRAMOS A LA DIETA KETO?

Existen diversos tipos de alimentos que debes comer y otros, que debes evitar.

Primeramente te hablaremos sobre los alimentos que debes empezar a añadir a tu hábito alimenticio.

Lo que debes comer

El Huevo: El huevo es uno de los alimentos naturales más ricos y saludables de todos, añadirlo al menos 1 huevo diario a tu desayuno o cena, te traerá grandes beneficios tanto a tu sistema inmunológico, como a seguir una dieta keto eficaz.

Podrás hacerlo o prepararlo de cualquiera de las formas que sepas, un huevo frito, hervido, revuelto en omelet, con mantequilla, en fin. De hecho, cualquier receta con huevo te puede ayudar.

Una opción efectiva; pero no obligatoria, es comprar huevos que sean orgánicos, de hecho, si puedes criar una gallina en tu hogar y que esta pueda dar huevos, será lo más apropiado de todo. 100% natural y libre de cualquier producto químico o industrial.

La Carne: La carne, es uno de los alimentos libres de carbohidratos por excelencia, ningún tipo de carne posee carbohidratos, por lo cual el consumirla de cualquier tipo de forma, no deberá de preocuparte.

Entre las carnes que se recomienda, puedes optar por carne blanca o carne roja, nosotros te sugerimos la blanca, ya que generalmente la carne roja es una gran fuente de energía (Más de la que necesitamos) y consumirla con mucha frecuencia, puede llegar a ser hasta dañino para nosotros.

Si optas por una que sea de carne blanca, posiblemente sea lo más saludable que puedes escoger.

Como ya dijimos, puedes prepararla de cualquier manera; ya sea a la plancha, como estofado, acompañada de otro platillo como el arroz o el huevo, en fin, podrás gozar de una buena combinación gracias a la carne.

Lácteos con una alta concentración de grasa: Existen gran diversidad de alimentos lácteos que te ayudarán en tu dieta keto.

Generalmente, estos alimentos suelen ser la mantequilla y el queso, siendo dos componentes indispensables en tu hábito alimenticio.

Algunos Yogures; no todos, son altos en grasa, por lo cual podrás consumirlos moderadamente, al igual que la crema espesa, es una buena opción para utilizar en tu cocina con recetas especiales para estas. (Nuevamente hacemos hincapié en que debes comer todo esto con moderación y no abusar, ya que te puede caer mal a corto plazo)

La leche en sí, no es recomendable beberla, ya que generalmente trae un efecto azúcar que desacelera tu capacidad de adelgazar.

Se tiene conocimiento que 1 vaso de leche, equivale a unos 15 gramos de hidratos de carbono aproximadamente, por lo que debes tratar de no beber tan rápida y frecuentemente.

También recalcamos que debes evitar tomar café con leche (Echarle leche al café), esto es equivalente a casi 20 gramos de carbohidratos.

Los yogures que digan "Bajo en grasa" debes evitarlo, ya que por lo general, traen grandes concentraciones de azúcar.

Otro dato importante es que no debes comer queso y cosas que estén fuera de tu tiempo de comida; es decir, desayuno, almuerzo, cena, ya que puede afectar directamente a la pérdida de peso y retrasará lo que has logrado hasta ahora.

El pescado y los mariscos: Estos tipos de carne, te ayudará bastante en tu dienta keto; ya que son realmente buenos y libres de carbohidratos, traen una alta concentración de grasa, por lo cual siempre tendrás las suficientes energías para poder seguir adelante, sin cansarte o sentirte agotado en poco tiempo.

El salmón es una muy buena opción a tener en cuenta, si pruebas este pescado; estamos seguros que te encantará, pero debes evitar los rebozados con pan, ya que estos traerán grandes cantidades de carbohidratos.

Generalmente, casi todos los animales marinos son estupendos para la dieta keto, puesto que te brindarán todos los efectos beneficiosos que necesitas para continuar perfectamente.

Los alimentos ricos en grasas naturales:

Como ya hemos dicho en repetidas oportunidades, todos estos alimentos; incluidas las salsas con una elevada cantidad de grasa, son estupendas para tu dieta cetogénica, ya que si tienen más grasa, tendrán menos carbohidratos, dándote el mejor resultado para tu organismo.

- **El queso:** Agrega queso a todos tus platillos, el queso es muy nutritivo y te podrá darte grandes cantidades de calcio, vitaminas, fósforos, zinc y otros más efectos positivos, sumado a su baja concentración en carbohidratos y su gran nivel de grasa, notarás que empezarás a perder peso muy rápidamente.

- **Aceites de Oliva, de Coco y sus derivados:** Estos aceites son altamente recomendados para agregar a tu dieta keto, no solamente son nutritivos y saludables, sino que contienen una cantidad de grasa bastante alta y lo mejor de todo, es que son grasas naturales, por lo cual no te afectará negativamente en tu organismo; específicamente con el colesterol "malo", ya que tu colesterol "bueno", seguirá llevando toda esa cantidad de aceite al hígado correctamente.

- **El Chocolate Negro:** Este tipo de chocolate, posiblemente sea el más beneficioso para ti, ya que se caracteriza porque es sano y rico en hierro, magnesio, manganeso y en cobre. Uno de sus efectos positivos es su bajo nivel de carbohidratos (A pesar de ser un chocolate), tiene una gran cantidad de grasa que podrás absorber sin problema.

- **Semillas de Chía:** Pese a que no es recomendable comer semillas para una dieta keto, las semillas de Chía nos aporta aproximadamente un 85% de grasas y es muy rica en fibra. Contiene magnesio, manganeso, fósforo y fibra, asimismo entre sus beneficios, se incluye su buena capacidad para aliviar el apetito y así, reducir aún más el peso.

Las Verduras: Podremos tener una excelente dieta keto si consumimos verduras que crecen en la superficie; asimismo, recomendamos consumir las que tienen hojas verdes.

La coliflor es muy buena para este tipo de dieta, al igual que el aguacate y el brócoli.

Pero ¿Por qué recomendamos estas verduras?

Existen otros tipos de "verduras" que no son exactamente apropiadas para la dieta keto, entre ellas se destacan casi todas las semillas; como las lentejas, frijoles etc.

Para una mejor comprensión de esto, te dejaremos una lista:

VERDURAS QUE NO DEBERÁS COMER:

- Las Lentejas.
- Las Arvejas.
- El Maíz.
- Los Frijoles enlatados.
- La Quinua.

Debes tratar de evitar ingerir estos alimentos porque no son bajos en carbohidratos y consumirlos, no te ayudará con tu dieta y podrá ocasionarte una decaída en tu hábito alimenticio. (Es decir, querrás comer algo dulce probablemente)

LO QUE NO DEBES COMER

OTROS ALIMENTOS QUE DEBES EVITAR COMER

- La harina de trigo.
- Galletas.
- Chocolate.
- Arroz.
- Pasta.
- Pan.

Estos alimentos contienen muchos carbohidratos, lo cual te caerá negativamente en tu hábito de vida, para mantener una dieta keto eficazmente, deberás alejar todo esto de tu alimentación diaria. (Recomendamos que lo hagas poco a poco y no repentinamente, ya que podrás enfermarte seguramente con "La Gripe Keto"

Ya a estas alturas; es más que evidente que deberemos evitar comer todos los alimentos relacionados a El azúcar:

- Los refrescos.
- Los helados.
- Las bebidas deportivas.

- Los cereales comerciales.
- Los panecillos.
- Los jugos comerciales.
- Los pasteles y sus derivados.

Sí, puede ser algo complicado adaptarse a este nuevo estilo de vida. Pero te traerá muy buenos resultados en un tiempo corto.

Aléjate del Almidón

Como ya te dijimos anteriormente, deberás alejarte de la harina y sus derivados; por ejemplo, los alimentos a base del trigo, también esto incluye a los cereales, los cuales la mayoría de ellos son hechos a base de este.

Cabe a señalar que algunos alimentos son etiquetados con la palabra "sin gluten", dándote la información de que está diseñado para una dieta, pero esto no es del todo cierto ya que aún así, no contribuirá apropiadamente a la dieta keto.

Pese a que muchas veces se recomienda los cereales integrales a la dieta; deberías hacer caso omiso y no ingerirlos, ya que son altos en carbohidratos y por ende, te afectará de una manera negativa a tu dieta libre de hidratos de carbono.

Las papas fritas están también prohibidas durante la dieta keto, ya que no son saludables para este tipo de plan alimenticio.

Alimentos rutinarios o típicos como el arroz y hasta las palomitas de maíz, están restringidas hasta que ya hayas avanzado durante la dieta keto.

Nuevamente recapitulamos que debes alértate de las papas y las batatas, como el arroz y el maíz.

No comas frutas: Espera... ¿Qué? ¿Una dieta que no incluye frutas? ¿Entonces? ¡Tranquilo!

Al igual que con los vegetales, existen varias frutas que no serán apropiadas para ti, ya que algunas de ellas son altas en carbohidratos, así que si tu idea es una dieta baja en ellos, no te estará beneficiando en este aspecto.

Sin embargo, algunas frutas como los arándanos y las frambuesas son aceptables, también las fresas. Pero deberán ser en pequeñas cantidades porque la mayoría de ellas, son altas en carbohidratos, por poseer azúcar.

El problema de las frutas es que su composición alta en azúcar, ralentiza la pérdida de peso por lo cual, te costará aún más llegar a perder esos kilos de más.

Expertos aseguran que no es que deberás evitarlas para siempre, más bien se utiliza como golosinas naturales, podrás comerlas de vez en cuando para satisfacer tu apetito.

No bebas cerveza: La cerveza es posiblemente una de las bebidas más frecuentes y amadas por todos, en especial cuando se trata de una fiesta o reunión en particular, pero más allá de traerte problemas a tu organismo y enfermedades futuras, también trae un efecto negativo bastante pesado si estás en el plan de la dieta keto.

Debido a que está elaborada en gran parte con granos y lúpulos que son fermentados, se podría considerar como un pan en líquido, así que en otras palabras, estarías tomando pan.

Existen bebidas comercializadas en que son bajas en carbohidratos, pero no son tan opcionales, ya que básicamente contienen muchos químicos en que no son recomendados para nuestro organismo.

El vino es recomendable pero con moderación, asimismo deberá ser vino seco, espumoso o champaña.

Las diversidades como Whisky, Vodka, la Ginebra y el Brandy, se puede pasar pero en bajas cantidades; no abuses, recuerda que estás siguiendo un plan dietético para mejorar tu salud y decirle adiós al peso y las altas concentraciones de azúcar.

PRODUCTOS ENGAÑOSOS

La mayoría de los productos ofrecidos en una tienda o un supermercado, suelen tener una etiqueta que te dicen que son dietéticos y poseen bajos carbohidratos, pese a que algunos son ciertos, la gran mayoría es pura publicidad y solo te traerán dificultad para adelgazar.

Intenta siempre leer un poco sobre sus componentes en sus ingredientes, generalmente allí suele estar etiquetado la cantidad de suministros y elementos que se usaron para crear tal producto.

Los más comunes son todos aquellos que sean bebidas "energéticas", lo cual es algo casi imposible, ya que en todas ellas se les suele agregar una gran cantidad de azúcar o se les disfraza con un químico especial para ello, intenta evitarlas y seguir nuestras recomendaciones dadas.

De igual forma, evita comprar productos que te dicen "carbohidratos netos" ya que suele ser una forma para engañarte, diciéndote una cantidad de hidratos de carbonos utilizadas, pero en realidad es mentira y solo quieren jugar con la publicidad para mostrarte algo que no es.

La margarina, también es indispensable; pero no obligatoria, dejarla, ya que esta generalmente se le suele implementar ciertos aceites que son a base de carbohidratos y a la larga, incrementará la dificultad de una pérdida de peso rápida y efectiva.

Ya viendo esto con respecto a las bebidas, seguramente nos preguntaremos... ¿Qué debo beber?

BEBIDAS PARA LA DIETA KETO

A continuación, veremos la sección de bebidas dirigidas específicamente para las personas que están siguiendo al pié de la letra el plan de la dieta keto.

Tendremos gran variedad de bebidas bajas en carbohidratos para beber sin mayor problema, estos son:

- **Agua con limón:** El limón es muy bueno para tu dieta, es bajo en carbohidratos y te ayuda a refrescarte en un día caluroso, agregarlo a tu dieta seguramente es lo mejor que puedes hacer.

- **El Té:** Esta bebida también es libre de hidratos de carbonos, con un porcentaje del 0% que junto con el limón, te cae de maravilla para agregarla a tu lista de bebidas.

- **El Café:** Una de las bebidas más amadas por todos, posiblemente antes de empezar la dieta keto ya te gustaba esta bebida; y si no, no te preocupes, seguramente te encantará. Una de las mejores maneras de añadir el café en tu dieta keto es tomarla como desayuno y como cena.

- **Los refrescos dietéticos:** Si bien, la mayoría de estas bebidas suelen ser falsas o engañosas, algunos de estos refrescos son bajos en carbohidratos ya que no poseen azúcar o una concentración de azúcar muy baja.

- **El vino:** El vino es otra de las bebidas que pese a ser consideradas alcohol, poseen una cantidad de hidratos de carbono bastante baja, lo cual podrás disfrutar tus eventos o fiestas tomando (Con moderación) esta bebida. Es una muy buena opción para usarla como sustituto a las bebidas alcohólicas convencionales, por ejemplo, los diversos tipos de cervezas.

- **Agua de Coco:** El agua de coco nos aporta un poquito de carbohidratos, por lo cual recomendamos no abusar mucho, pero todavía es pasable el poder beberla, al menos de vez en cuando. Reducir el coco es algo indispensable en nuestra dieta, aunque no es obligatorio, es una de las bebidas en donde se empezará a notar la presencia de los hidratos de carbonos, por lo que te hacemos hincapié de que los contiene y no está libre de estos.

- **Jugo de cualquier tipo de verduras:** Generalmente, estos tipos de jugos poseerán una pequeña cantidad de carbohidratos; al igual que el agua de coco, por lo que recomendamos no abusar de estos, consumirlo de vez en cuando te ayudará a saciar un poco la ausencia del azúcar en tu organismo, pero nuevamente recalcamos que deberás beberlo moderadamente.

- **Leche pura:** La leche contiene carbohidratos que si bebes con rapidez y abundancia, retrasará tu plan dietético de adelgazar, por lo que te costará aún más alcanzar tu meta de un mejor cuerpo. Intenta evitar el ingerir grandes cantidades de leche, lo recomendado es beberla 1 o 2 veces por mes, igual modo, el queso es una gran fuente de leche, no estarás diciéndole adiós completamente al lácteo.

QUE NO BEBER:

Nuevamente retomamos el punto anterior a este, el cuál era lo que debes evitar comer en la dieta keto, ya te dijimos que la Cerveza no es para nada buena en este plan.

- **Fuera cualquier tipo de Cerveza**: Recalcamos que si bebes cerveza, estarías bebiendo harina, la cerveza cuenta con las mismas características que esta, así que si lo que deseas es seguir al pié de la letra la dieta keto, deberás dejar cualquier tipo de cerveza comercial. (El vino puede ser un excelente sustituto a esto)

- **No bebas leche de soja:** Al igual que la leche, trae carbohidratos que no te beneficiará a tu dieta cetogénica, aparte de esto, esta bebida contiene grandes cantidades de semilla de soja, lo cual como ya te hemos dicho con anterioridad, contienen grandes cantidades de carbohidratos. (Aléjate de las semillas)

- **No tomes Café con Leche:** El café por sí solo si es recomendable ingerir en la dieta keto, nos aporta muchos beneficios para nuestra salud y nuestro organismo como tal, pero mezclarlo con leche no lo es, al menos si lo que queremos es perder peso. No consumas nada que tenga grandes concentraciones de leche, salvo el queso obviamente.

- **Algunos tipos de té:** Si bien, el té por sí solo es bastante bueno para nosotros, existen diversidades de té como por ejemplo, el té de Kombucha, el cual posee una gran concentración de hidratos de carbonos, lo mismo aplica con el té helado, estos por lo general contienen mucha azúcar en su elaboración. Si quieres beber té, intenta hacer uno casero y libre de azúcar.

- **Las bebidas energizantes son dañinas:** Por lo general, las bebidas energizantes o para atletas, tienen una enorme cantidad de azúcar en ellas, beberlas sería darle un gran salto hacia atrás en tu plan dietético. Marcas como "red bull" o "Gatorade" poseen demasiados carbohidratos en su composición, un pequeño sorbo y no estarás haciendo nada con tu plan cetogénico.

- **El jugo de naranja:** Pese a que la naranja y su zumo principalmente, nos aportan grandes cantidades de elementos positivos y beneficiosos a nuestro organismo y al sistema inmunológico, la naranja es un fruto que es alto en carbohidratos, beberlo o ingerirlo, nos retrasará un paso hacia atrás por cada vez que lo consumimos. Intenta darle un espacio a esto y prosigue tu plan dietético al pié de la letra, verás muy buenos resultados en cuanto al peso.

- **La Coca-Cola, Pesi y demás:** Estas marcas de refrescos, contienden demasiada azúcar, es decir, grandes cantidades de hidratos de carbono, consumirlas será un gran efecto negativo en tu salud y en tu plan dietético.

- **Algunas de las "Vitaminas" en bebidas:** Existen varias bebidas vitamínicas que según la marca que te la está tratando de vender, contiene una baja cantidad en carbohidratos y está diseñada específicamente para una dieta, ayudándote a conservar la salud y tu buen estado físico. Pero esto no es cierto, la mayoría de estas contienen una cantidad muy alta en hidratos de carbono. ¿Recuerdas la parte de publicidad engañosa? Pues aquí aplica esto mismo.

- **La mayoría de los batidos:** Los batidos, se elaboran generalmente con frutos y azúcares, por lo cual ya decimos que nos aportarán cantidades elevadas de hidratos de carbono. Todo lo que contiene azúcar no es ideal para la dieta de carbono.

- **Los Helados:** Los helados y sus derivados, contienen leche y azúcar, siendo una gran bomba de carbohidratos, retrasará aún más tu probabilidad de adelgazar. (Intenta ir dejándolo poco a poco, para que no te sea improbable dejarlo de la noche a la mañana)

- **El batido con leche:** Es otra bomba de carbohidratos, posee en su elaboración una gran cantidad de leche y azúcar, cayéndote negativamente a tu plan cetogénico.

Existen otras posibles bebidas que no son recomendables para este plan, pero creemos que a este punto ya deberías estar consciente de que todas aquellas que poseen cantidades de azúcares y lácteos, son bombas explosivas para ti.

También recalcamos que el tamaño es importante, la cantidad de volumen que posee un embase de estas bebidas, aumentará el efecto negativo producto de los hidratos de carbonos, no es lo mismo beber una bebida pequeña que una grande, evidentemente la grande será peor para ti.

Consumir una pequeña, te sacará de cetosis durante un día, pero consumir una grande, te sacará de ella por lo menos durante 1 a 2 semanas... Esto retrasará la manera en que quieres adelgazar, verás decaídas y lentitud en tu progreso, te costará aún más librarte de esos kilos y tu meta, se verá cada vez más lejos.

Nuevamente recalcamos que el crear bebidas caseras es lo ideal, siempre y cuando sepas qué tipo de frutos y verduras estás utilizando, ya que su mayoría, tienen grandes cantidades de carbohidratos y si le suministras azúcar, aumentará aún más estas cantidades.

Ahora bien, hemos leído la palabra "cetosis" pero ¿Qué significa?

¿QUÉ ES LA CETOSIS Y QUÉ EFECTOS TIENE EN LA DIETA KETO?

Se le llama "cetosis" al estado natural del cuerpo, en el cual se alimentará únicamente de las grasas.

Esto es algo indispensable para la dieta keto, ya que no dependerás de suministros como el azúcar para reabastecerte de energía, solo necesitarás grasa para ello y funcionará de la misma manera; al menos, en términos de energía y funciones.

Este estado generalmente ocurre en el cuerpo durante el ayuno; al estar largas horas sin comer algo, la dieta de Ayuno Intermitente, logra utilizar la cetosis para esto. El alimentarse de la propia grasa que tiene el cuerpo acumulada dentro.

Pese a que la cetosis es algo natural; como un medio de sobrevivencia para el cuerpo, trae grandes beneficios, como la pérdida de peso y la conservación de la salud, pero pese a ello, la cetosis no es recomendada para todos.

Entrar en este estado, puede resultar bastante peligroso para las personas que padezcan la diabetes del tipo 1, problemas cardiacos y algún tipo de insuficiencia que puede ser mortal.

Como dijimos en un principio, la palabra "Keto" viene de "ketogenic" que a su vez, viene de "cetogénica" lo cual proviene de "Cetosis" (Ketosis), básicamente la dieta keto es dejar de alimentarte por la azúcar y pasar a hacerlo a través de la grasa.

Este efecto es interesante porque lo que te da gordura o peso, es la grasa. Y al pasar a este estado, le estarás ordenando al cuerpo de forma natural, alimentarse de esa grasa, reduciendo así tu peso y volumen.

Al igual que hacen los Osos cuando invernan, ellos consumen una gran cantidad de alimentos grasosos para acumularlos en su organismo y así, poder mantenerse "vivos" y con energía, para saber largas horas durmiendo y en un estado en que no se verá afectado.

Este plan dietético, viene por naturaleza en casi todos los seres vivos y sí; puede dar la sensación de hambre, pero es hasta que el cuerpo empiece a consumir la grasa que ha estado acumulada, es decir, el periodo de adaptación que suele pasar desde que consumimos grasa hasta el momento en que empieza a absorberla como fuente de energía y alimento.

Si posees un colesterol "bueno" saludable, no tendrás complicaciones, ya que toda la grasa circulará sin problemas hasta tu hígado, el cual la destruye y se la lleva al cerebro y otras partes indispensables del cuerpo para poder funcionar.

Si posees un colesterol "malo" bastante elevado, el traslado o circulación de toda esa grasa se verá afectada y "chocará" entre ellas, ocasionando que se atasquen y no pueda avanzar, es decir, llegar al hígado. Esto es lo peligroso ya que puede taparte las arterias y ocasionarte un paro cardíaco. (De aquí es donde se originan los infartos, no porque tu corazón está "defectuoso")

Ya viendo esto, seguramente te preguntarás una y otra vez...

¿CÓMO PUEDO ENTRAR EN CETOSIS?

La respuesta es sencilla, y si has leído todo esto junto con nosotros, es seguro que conocerás la respuesta.

Lo que necesitas es mantener unos niveles bajos de insulina; es decir, no consumir nada que contenga azúcar, puesto que la insulina es la hormona que almacena la grasa, al estar azúcar, tu cuerpo no dependerá de la grasa y la seguirá almacenando y almacenando, ocasionando que tu cuerpo aumente de volumen y engorde.

En cambio, si dejas a un lado el azúcar, tu cuerpo notará este cambio y la hormona de la insulina, empezará a liberar grasa para su consumo.

Síntomas que se presentarán al entrar en cetosis

Al igual que muchas cosas que suceden en tu cuerpo si cambias algo repentinamente, tu cuerpo empezará a indicarte que algo está sucediendo.

Estos síntomas son ideales para saber que en verdad, acabas de entrar al estado de cetosis.

Un método sencillo y fácil de saber que ya lo estás, es simplemente yendo al médico y haciéndose un análisis de orina y sangre. Las pruebas arrojadas indicarán que no posees ninguna enfermedad, pero que tu cuerpo ha empezado a consumir la grasa.

Asimismo, tampoco es necesario que acudas al médico para esto, también puedes darte cuenta por ti mismo que acabas de entrar a este estado, únicamente debes prestarle atención a los siguientes puntos:

- Podrás tener una boca seca (Resequedad en los labios)

- **Sentirás mucha sed:** Al igual que el punto anterior, la consecuencia d eso es que tendrás muchas ganas de beber agua, esto es debido a que tu cuerpo ya no tendrá insulina suficiente y sentirá que hay mucha "sal", tal cual como si tomaras agua salada. Podrás recuperarte rápidamente tomando tazas de caldo diario o simplemente, bebiendo agua fría.

- **Podrás tener mal aliento:** ¿Recuerdas los síntomas de la gripe keto? Bueno, uno de ellos es el aliento keto, y no es precisamente un aliento repugnante, si no, más bien es un olor similar al quitaesmalte.

- **En algunas personas, se sudará mucho:** Pese a que no es 100% seguro para todos, varios practicantes de la dieta keto han experimentado que tienden a sudar mucho al inicio de la dieta keto, pero que más adelante, se ha quitado este efecto. Por lo cual, no te preocupes, es temporal.

- **Te darán muchas ganas de orinar:** Esto es simple, si bebes mucha agua (Dado a la sensación de sed), tenderás a ir al baño con muchísima frecuencia. Al igual que los demás efectos, no debes preocuparte, todo es temporal.

La duración de estos efectos tiende a ser entre unos días a 1 semana, para algunos, es muy rápido pero para otros, suele a ser más lento. Todo depende del tipo de metabolismo que poseas y claro, la frecuencia en qué tanto bebes agua y su cantidad.

Nosotros recomendamos que bebas agua fría; lo más fría que se pueda, ya que esto reducirá enormemente la sensación de resequedad y no te hará beber agua a cada rato.

Es necesario que sepas que existe la Cetosis y la Cetoacidosis. ¿Qué significa la segunda? ¡No te preocupes! A continuación hablaremos un poco sobre...

LA CETOACIDOSIS

Muchas personas, suelen confundir la cetosis con la cetoacidosis; evidentemente porque sus nombres parecen ser lo mismo, o simplemente un sinónimo del otro, pero no es así.

La cetoacidosis, es una enfermedad que aparece cuando no existe la suficiente insulina en tu cuerpo, generalmente ocurre producto de una infección u ocasionada directamente por otra enfermedad, como la diabetes.

Los síntomas más comunes de la cetoacidosis, es la sed, las nauseas, los dolores abdominal, una increíble debilidad, mal aliento, confusión, dolores de cabeza y en algunos casos, epilepsia.

Pero pese a que ambas parecen ser iguales, no son lo mismo. Se podría decir que una es la buena y la otra es la mala.

Como ya sabemos, la cetosis es un estado que se entra naturalmente y está bajo control del cuerpo, pero la cetoacidosis; por el contrario, casi siempre es producto de una enfermedad ajena al cuerpo, producto de un patógeno que interfiere en el control del mismo sobre sus funciones.

Por lo general, la gran mayoría de las personas que siguen una dieta baja en carbohidratos y específicamente la dieta keto, nunca logran alcanzar los niveles de cetoacidosis, dado a que sigue una dieta natural y no cambia su organismo por situaciones de enfermedades y similares.

Algunos expertos, aclaran que esto es una diferencia entre tomar un vaso de agua y ahogarte en mar abierto, dado a que pese parece que estarás haciendo algo parecido, es completamente distinto en muchos aspectos.

La cetosis, no causa cetoacidosis, suponiendo que la cetosis es un vaso de agua y la cetoacidosis es el mar abierto.

No obstante, es necesario aclarar que esto no aplica para todos, si tienes un páncreas normal y con un buen funcionamiento, podrás producir la suficiente insulina.

Por otro lado, si padeces la enfermedad de la diabetes tipo 1, entonces allí la cosa cambiaría.

Generalmente, las personas con diabetes, ya sufren o suelen sufrir por cetoacidosis a diferencia de una persona completamente sana; la cual, recalcamos que es casi imposible que llegue a sufrir cetoacidosis.

Hasta el momento, suelen haber al menos 3 formas de alcanzar la cetoacidosis, las cuales son:

- Producto de la diabetes del tipo 1: Si padeces esta enfermedad, tu cuerpo no podrá generar la suficiente insulina y por ello, incrementarás las posibilidad el doble si llegas a introducirte al plan de la dieta keto.

- Si estás en un periodo de lactancia: Se sabe que puedes llegar a entrar en un estado de cetoacidosis si estás en un periodo de lactancia y llegas a disminuir tu consumo de azúcar, esto aumenta la probabilidad el doble si de la misma manera, eres practicante de la dieta keto.

- Por algunos medicamentos para tratar la diabetes: Existen medicamentos que están diseñados específicamente para contrarrestar los efectos producidos por la diabetes tipo 1 y la diabetes tipo 2, al igual que los efectos anteriores, si entras en la dieta keto, aumentarás tu probabilidad de contraer cetoacidosis.

Sin embargo, sufrir cetoacidosis puede llegar a ser fácil de tratar; siempre y cuando sea a causa de tener la suficiente insulina, y es que comas algo con carbohidratos para generarla.

Unas frutas, un vaso de jugo (Cualquier tipo), unas galletas, un sándwich e incluso, una bebida energizante, puede ayudarte a recuperar rápidamente las fuerzas perdidas.

Si ves que tras pasar unos minutos o media hora, sigues sintiéndote igual o peor, contacta a tu médico o ve al hospital más cercano.

No obstante; esto casi nunca ocurre, ya que como dijimos, la cetosis se produce naturalmente y bajo el control de tu cuerpo, mientras que la cetoacidosis, es producida por una enfermedad.

¿Cómo puedo entrar correctamente a la cetosis sin sufrir cetoacidosis?

Como ya te dijimos, sufrir cetoacidosis al tratar de entrar a la cetosis, no es muy común y casi imposible de que ocurra. Pero aún así, te damos las recomendaciones exactas de cómo entrar a la cetosis sin sufrir ningún percance:

- **Deberás dejar de consumir carbohidratos:** Expertos señalan que no necesariamente deberás llegar al 0 absoluto de carbohidratos, puedes llegar entre 20 a 40 gramos de carbohidratos por día, preparando al cuerpo para que vaya adaptándose poco a poco. Esto incluirá a todos los alimentos que ya te hemos mencionado.

- **Comer la suficiente grasa**: Recuerda que haremos un cambio de combustible, dejaremos el azúcar para pasar a la grasa, lo recomendable es mantener el consumo proteínico por debajo de 1 gramo cada día, esto será con de acuerdo a cada 1 kilo que peses. Es decir, si pesas 80 kilos, deberás consumir 80 gramos al día.

- **Nada de refrigerios:** Los refrigerios; generalmente son todos aquellos bocadillos y bebidas que consumimos cuando nos apetece algo dulce, por lo pronto, dejaremos todo esto a un lado y nos centraremos en nuestro objetivo: Adelgazar.

- Algunos expertos, recomiendan que antes de iniciar por completo la dieta keto, comiences con un plan de Ayuno Intermitente, el cual te ayudará a estimularte y poder soportar mejor el estilo de vida que adoptarás.

Te recordamos que el cuerpo; está diseñado para "hibernar" de forma natural, cambiando su consumo de carbohidratos al de grasa, tal cual lo hacen muchos animales para pasar largas horas y días durmiendo (Como los osos), es una reacción natural de tu cuerpo y esto no te estará dañando en ningún tipo de forma o aspecto cotidiano, eso sí, será bastante difícil acostumbrarse los primeros días, por ello te recomendamos iniciar con un plan leve de Ayuno intermitente, el cual va entrenando poco a poco tu sistema y adaptándolo a esta nueva etapa.

Si no recuerdas o no sabes de lo que trata el Ayuno intermitente, simplemente es un plan alimenticio que se caracteriza por ser un modelo de alimentación por ciclos; es decir, que comerás por periodos estrictos siguiendo un horario establecido, generalmente suele ser un método 16/8, el cual consiste en comer durante 8 horas y no comer nada durante 16 horas.

Nota: Tú no comerás por 8 horas; si no, que durante alrededor de las 8 horas establecidas, tú puedes comer lo que sea durante ese periodo y ya al terminar, no comerás absolutamente nada durante 16 horas continuas.

Ya sabiendo esto, pasamos a nuestro siguiente punto... ¡Las recetas!

RECETAS KETO

Existen numerosos platillos para la dieta cetogénica; los cuales están diseñados especialmente para los practicantes de este plan, no te preocupes, no comerás algo completamente extraño o raro, los sabores son bastante interesantes y capaz, hasta te termine gustando.

PIZZA KETO. (CETOGÉNICA)

Te tenemos buenas noticias; si eres un amante de las pizzas, con la dieta keto, no tendrás que decirle adiós a este increíble platillo, la dieta keto nos trae la posibilidad de seguir comiendo una deliciosa pizza.

Ingredientes:

- Entre 4 a 7 Huevos. (Dependiendo el tamaño)
- Al menos, unos 180 gramos de queso rallado. (Lo ideal sería Mozzarella, pero cualquier otro queso funciona)
- Entre 30 a 50 gramos de pepperoni.
- Salsa de tomate no endulzado al gusto. (La salsa de tomate no debe tener azúcar)
- Oregano al gusto.
- 4 cucharaditas de aceite de oliva.
- 40 o 50 gramos de verduras de hojas verdes. (Las ramitas que traen las verduras)
- Sal al gusto.
- Pimienta. (Opcional)

Preparación:

1) Deberás calentar el horno a unos 200° Celcius.
2) Hacer la masa, incorporando los huevos en un tazón y añadirle queso rallado, deberás remover muy bien ambos ingredientes hasta lograr que se mezclen.
3) Añadir esta mezcla en una bandeja de horno.
4) Utilizar una espátula o cuchillo para extender y esparcir el queso y los huevos en la bandeja, deberás hornearla por lo menos durante 15 minutos o hasta que la masa esté dorada.

5) Sacarla del horno y esperar a que se enfríe lo suficiente.

6) Añadir tomate sobre la base y colocar en forma de lluvia el orégano por encima. También deberás añadir más queso y colocar el pepperoni. (Puedes añadir un poco de sal también)

7) Hornear por lo menos unos 10 minutos más o hasta que notes que esté más dorada. La temperatura debe estar en los 225° Celcius.

Nota: Esta pizza puedes guardarla en el refrigerador por al menos 2 días, puedes precalentarla también en un microondas como si de una pizza normal se tratase.

OMELETTE KETO CON QUESO

En nuestra dieta keto, también se incluirán sin mayor problema un omelette, este será genial para ti y probablemente se convertirá en tu alimento preferido.

Ingredientes:

- 2 o 3 Huevos.
- Al menos, 75 gramos de queso rallado. (También puede ser en rodajas sin ningún problema)

- 1 o 2 cucharaditas de mantequilla. (También puedes sustituir la mantequilla por aceite de oliva o aceite de coco)
- 1 o 2 cucharaditas de crema para batir.
- Sal al gusto.
- Pimienta al gusto. (Opcional)
- 2 o 3 champiñones en rodajas.
- 15 gramos de espinaca.
- 2 o 3 tomates en rodajas.
- 1 cuchardita de oregano seco.
- Un poco de pollo. (Opcional)

Preparación:

1) Debes agregar en un tazón los huevos, la crema y la sal. (Si quieres añadir pimienta, también puedes hacerlo) Una vez añadido todo, deberás batirlo.

2) Deberás añadir para calentar una o dos cucharadas de mantequilla sobre un sartén, luego extender sobre la base creada, el queso rallado. Debe ser uniforme y que cubra el fondo.

3) Añadir la mezcla de huevo sobre el queso y cocinar por 1 o 2 minutos sin revolver los ingredientes.

4) Una vez que te percates de que comienzan a cuajar los huevos, deberás voltear la mitad vacía

sobre la mitad donde están los ingredientes.
(Debe estar en formula de luna)

Pollo con verduras keto

Esta comida es rápida y seguramente, muy parecida a las que tenías antes de entrar en la dieta keto. Básicamente será pollo frito con verduras.

Ingredientes:

- 120 a 150 mililitros de aceite de oliva.
- 4 pechugas de pollo.
- 30 gramos de mantequilla.
- 450 o 500 gramos de coles de Bruselas.
- 220 o 300 gramos de tomate.
- 220 o 300 gramos de champiñones.
- ½ de cucharadita de pimienta.
- 1 cucharada de sal.
- 1 o 2 cucharadas de romero seco.

Preparación:

1) Deberás precalentar el horno a una temperatura de al menos unos 200° Celcius.
2) Coloca las verduras en una asadera.
3) Añadir la sal, la pimienta y el romero encima de las verduras.
4) Echar el aceite de oliva por encima de todo y revolver para que mezcle con las verduras.

5) El tiempo de horneado debe ser entre 15 a 20 minutos o hasta que notes que las verduras están suaves.

6) Mientras las verduras se cocinen, deberás poner a freír el pollo en aceite de oliva o en mantequilla para salpimentar. La temperatura debe ser de unos 75 a 80º Celcius.

Ensalada de carne Keto

Esta ensalada es muy parecida al pollo keto, solo que en vez de pollo, estamos utilizando carne roja.

Ingredientes:

- 1 cucharadita de aceite de oliva.
- 1 cucharadita de jengibre fresco rallado.
- 1 cucharadita de salsa de pescado.
- 1 cucharadita de hojuelas de ají.
- ½ cucharadita de zumo de lima.
- 1 cucharada de aceite de sésamo.
- 180 ml de mayonesa.
- Sal al gusto.
- Pimienta al gusto.
- 300 gramos de chorizo.
- 2 o 3 cebollas.
- ½ de cebolla roja. (opcional)
- 70 gramos de lechuga.
- 50 gramos de pepinos.
- 75 gramos de tomate.
- Cilantro al gusto.

Preparación:

1) Deberás preparar la mayonesa con el aceite de sésamo, luego añadir jugo de lima e incluir en la mezcla con sal y pimienta.

2) Deberás mezclar todos los ingredientes para untarla en la carne de res, deberás dejarlo reposar por 15 minutos a una temperatura ambiente.

3) Deberás cortar las verduras en la ensalada; con excepción de las cebollas, estas deben quedar en trozos pequeños y repartirlas en dos platos.

4) Pon a calentar un sartén a una buena temperatura, posteriormente añade las semillas de sésamo en el sartén; es importante que este se encuentre seco, en aproximadamente 1 a 2 minutos ya debería estar doradas.

5) Coloca a secar la carne, deberás darle pequeños golpes con un papel de cocina por ambas partes. Es importante que se encuentre en altas temperaturas o que esté completamente dorado.

6) Colócalo en una tabla de cortar y procede a cortarlo como más te guste.

7) Coloca la carne en el plato y decóralo encima con las verduras o viceversa, coloca la carne encima de las verduras.

PAN KETO CON MANTEQUILLA

DERRETIDA

Pese a que el pan no está incluido en la dieta keto, podrás elaborar tu propio pan para tu disfrute. ¿Eres amante del pan y temías no comerlo más nunca? ¡No te preocupes!

Ingredientes:

- 170 o 180 ml de harina de coco.
- ½ cucharadita de cebolla molida.
- 2 cucharaditas de cascara de psilio en polvo. También puedes sustituirlo por semillas de Chía.
- Sal al gusto.
- 75 gramos de aceite de coco derretido.
- 480 ml de agua. (El agua debe estar hirviendo)
- 2 o 3 dientes de ajo picados.
- 120 gramos de mantequilla.

Preparación:

1) Deberás mezclar todos los ingredientes secos en un tazón; recomendamos que juntes todo allí, posteriormente, añadir el aceite y el agua hirviendo.
2) Revolver todo.
3) Esperar entre 5 al 10 minutos hasta que la masa se forme, estará firme pero flexible.

4) Dividirla en partes y armar bolas con esas partes, luego aplastarla con las manos sobre un papel para hornear.

5) Posteriormente, freír por rondas en el sartén hasta que agarren un color dorado, allí sabrás que están listas.

6) El horno debe estar a una temperatura no menor a 70º Celcius.

7) Deberás derretir la mantequilla y revolver en ella el ajo, aplica la mantequilla en los trozos utilizando una pequeña herramienta; puede ser un pincel o un cuchillo, después rocía la sal por encima.

8) ¡A disfrutar!

Si bien, existen numerosas recetas que puedes realizar fácilmente desde tu casa; debes tener siempre en consideración no usar recursos altos en carbohidratos, de los cuales ya te hemos dicho durante toda esta guía informativa.

Conclusión y recomendaciones de una dieta keto eficaz

Los primeros días serán difíciles; especialmente si cambias tu hábito alimenticio de la noche a la mañana, tu cuerpo reaccionará de una forma abrupta, desatando síntomas para nada agradables.

Los síntomas son conocidos como la "Gripe Keto" y pese a que te causan malestar y una sensación negativa, sus efectos son temporales y no tendrás de qué preocuparte.

Para evitar esto, lo ideal es empezar poco a poco en ir cambiando tu hábito alimenticio, dejando de ingerir grandes cantidades de azúcar, como el helado, las golosinas, los chocolates, etcétera...

Generalmente, esto suele tardar entre 1 a 2 semanas para que tu cuerpo se adapte a que ya no consumirá en gran medida tales productos y podrás empezar tu dieta keto.

El Ayuno intermitente también es eficaz para esto, ya que te ayudará a preparar tu cuerpo y no ocasionarte la gripe keto tan rápido.

Intenta mantener una alimentación baja en carbohidratos días antes de empezarla como tal.

Recuerda que los carbohidratos (O hidratos de carbonos) son todos aquellos alimentos que contiene azúcar, incluso, las frutas.

Pese a que las frutas son saludables y recomendadas en muchas ocasiones para evitar y curar enfermedades, si estás sano, podrás practicar la dieta keto sin problemas.

También te recordamos que la cetosis y la cetoacidosis no es lo mismo; pese a que sus nombres se parezcan e incluso, muchos de los médicos y profesionales de esta materia tiendan a confundirlos, la cetoacidosis es una enfermedad que se caracteriza por la insuficiencia de insulina en tu cuerpo. (Casi nula)

Mientras que la cetosis, se produce naturalmente cuando tú dejas de consumir grandes cantidades de azúcar.

Ambas pueden presentar síntomas similares; por ejemplo, una gran sensación de sed, resequedad y muchas ganas de orinar, pero la diferencia radica en que una te da malestar general, como ganas de vomitar, mareos, dolor de cabeza, dolores cólicos, etc.

Por otro lado, la cetosis, únicamente te dará los primeros días la sensación de sed y las ganas de orinar, pero esto se alivia tomando agua fría y como dijimos, solo tiene un tiempo de duración corto, aproximadamente 2 a 3 días como mucho.

La dieta keto pese a ser para casi todos... No es para todo el mundo, en especial si sufres alguna enfermedad como la diabetes o una insuficiencia en tu hígado.

Aprovechamos esto y te recordamos que existen 2 tipos de colesterol trabajando aquí, el bueno y el malo.

El bueno, se encarga de llevar toda la grasa al hígado, quemándola y transformándola en energía.

Para que esto suceda, la hormona de la insulina debe detectar que no hay suficiente azúcar en tu cuerpo para dejar que el colesterol bueno lleve la grasa y la convierta en energía. (El cuerpo generalmente siempre utiliza el azúcar como energía en vez de la grasa)

Al quitarle el azúcar a tu cuerpo, el cuerpo tendrá que depender de la grasa para poder tener dicha energía.

Por otro lado, el colesterol "malo", se encargará de tapar tus arterias si es que lo posees más alto que el colesterol bueno.

Este colesterol es el causante de que las personas sufran de algún ataque o paro cardíaco.

Ya sabiendo esto, no deberías preocuparte por la dieta keto, es más. A los pocos días de haber empezado con este plan dietético, podrás ver grandes resultados en tu cuerpo, en tu rendimiento y en tu inteligencia.

Asimismo; si todo marcha bien, habrás adelgazado bastante rápido y gozarás de un excelente cuerpo, pero recuerda, las cosas no suceden de la noche a la mañana, todo necesita tiempo y determinación.